Dʳ A. COUDERC

Contribution à l'Etude

es Folliculites

ET DES

Diverticulites Blennorrhagiques

MONTPELLIER

G. FIRMIN, MONTANE ET SICARDI

CONTRIBUTION A L'ÉTUDE

DES

FOLLICULITES

ET DES

DIVERTICULITES BLENNORRHAGIQUES

PAR

A. COUDERC

DOCTEUR EN MÉDECINE

ANCIEN INTERNE DES HOPITAUX DE BÔNE

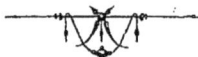

MONTPELLIER

IMPRIMERIE Gustave FIRMIN, MONTANE et SICARDI

Rue Ferdinand-Fabre et Quai du Verdanson

—

1903

A MON PÈRE ET A MA MÈRE

Témoignage de ma reconnaissance.

A MA SŒUR, A MON BEAU-FRÈRE

A TOUS MES PARENTS

A. COUDERC.

A TOUS MES MAITRES

A TOUS MES AMIS

A. COUDERC.

A MON PRÉSIDENT DE THÈSE

MONSIEUR LE PROFESSEUR FORGUE

CORRESPONDANT NATIONAL DE L'ACADÉMIE DE MÉDECINE

A. COUDERC.

AVANT-PROPOS

Au moment de quitter cette Faculté, c'est pour nous un devoir naturel, mais surtout agréable, que de remercier tous les maîtres qui ont dirigé nos pas dans l'étude des sciences médicales.

M. le professeur Forgue nous a toujours soutenu et encouragé ; il nous a indiqué le sujet de notre thèse et, en en acceptant la présidence, il nous a prouvé encore une fois la bienveillance qu'il avait pour nous. Jamais nos remerciements ne pourront lui dire notre profonde reconnaissance.

M. le professeur agrégé Jeanbrau nous a sans cesse témoigné la plus vive sympathie, et les conseils qu'il nous a donnés avec la plus grande amabilité, durant nos études médicales, nous ont été précieux. Qu'il reçoive, lui aussi, nos meilleurs remerciements.

Nous ne saurions oublier MM. les professeurs Carrieu, Bosc, Mouret et Ducamp, qui ont été pour nos d'une bienveillance sans borne et de l'enseignement desquels nous avons tiré le plus grand profit.

Qu'il nous soit aussi permis d'adresser nos remerciements

à M. le professeur Audry, de la Faculté de médecine de Toulouse, qui a mis à notre disposition la plupart des matériaux qui nous ont servi dans ce modeste travail.

Notre camarade Goldenberg a été pour nous d'une amabilité que nous ne saurions oublier ; qu'il reçoive nos meilleurs remerciements.

Nous ne pouvons non plus passer sous silence nos chefs de service de l'hôpital civil de Bône ; nous avons trouvé auprès d'eux la plus grande sympathie et nous les en remercions.

M. le médecin chef Quintard a été pour nous particulièrement bon et affectueux ; il a pris souvent part à nos peines et nous a témoigné, en maintes circonstances, un intérêt qui nous a doucement ému. Puissent ces quelques lignes lui dire toute la gratitude et tout le respect que nous avons pour lui.

CONTRIBUTION A L'ÉTUDE

DES

FOLLICULITES

ET DES

DIVERTICULITES BLENNORRHAGIQUES

INTRODUCTION

Parmi les complications de la blennorrhagie, il en est qui passent assez souvent inaperçues; non pas qu'elles soient ignorées du médecin, mais parce que leur bénignité paraît à première vue très grande, et surtout parce que le malade, dans bien des cas, en est médiocrement gêné et néglige de ce fait d'en aviser celui qui le traite. Je veux parler de l'inflammation des follicules glandulaires de l'urèthre, du gland, du prépuce et des diverticules congénitaux ou acquis, inflammation qui succède à la blennorrhagie ou l'accompagne.

Déjà de nombreux cas de ces complications ont été signalés dans la science, mais il semble que les spécialistes seuls ont eu le mérite d'y appliquer leur attention. Il serait pourtant à souhaiter que l'on ait constamment à l'esprit l'idée de ces propagations de la blennorrhagie. Combien de gonorrhées chroniques sont, en effet, entretenues par l'infection latente d'un follicule ou d'un diverticule méconnus ! Il est certain que, dans ces cas, le traitement de la blennorrhagie chronique demeure infructueux, car l'on n'agit pas directement sur le point malade. De là les réinfections successives du canal de l'urèthre et l'éclosion d'autres complications plus graves et qui auraient pu être évitées, s'il avait été possible, dans tous les cas de blennorrhagie, de faire un examen rigoureux et approfondi.

Après un court aperçu historique de la question, nous essaierons, en autant de chapitres distincts, de faire l'étiologie et la pathogénie de ces complications. La symptomatologie, l'anatomie pathologique précèderont l'étude des complications, du diagnostic, du pronostic et du traitement. Nous présenterons ensuite les observations que nous avons empruntées ou recueillies, et nous déduirons de ce modeste travail les conclusions auxquelles nous nous sommes arrêté.

HISTORIQUE

Dès 1860, Diday, dans la *Gazette hebdomadaire de médecine et de chirurgie*, appelle l'attention sur une complication peu commune de la blennorrhagie. Il s'agissait d'un follicule muqueux du méat devenu blennorrhagique et laissant échapper une gouttelette de pus par un pertuis étroit que l'on apercevait sur les bords du méat.

Lagneau, un an après, dans le même journal, signale chez deux malades l'existence, sur les côtés du frein, de deux petites tumeurs résistantes, arrondies et laissant s'écouler un peu de pus par un petit orifice situé près du filet.

Borel, en 1880, Georgiadès, en 1889, citent des observations de fistules péri-uréthrales qui reconnaissent pour cause indubitable une folliculite blennorrhagique.

Touton, Jadassohn, Fabry, puis Feleki en 1892, citent des exemples de même ordre.

En 1894, M. le professeur Audry, dans le *Journal des maladies cutanées et syphilitiques*, fait une étude très intéressante des complications de la blennorrhagie que nous avons en vue ; et il les donne comme très fréquentes, puisque déjà à cette époque, il avait une statistique de 9 cas sur 350 malades examinés.

En 1902, le même auteur fait un examen histologique
approfondi au sujet de la paroi d'un abcès para-uréthral
développé au cours d'une blennorrhagie.
Plus près de nous, M. Sellei, médecin assistant à l'hôpital de Budapest, écrit un article très documenté sur
la pathogénie des canaux para-uréthraux devenus blennorrhagiques.

ÉTIOLOGIE

Avant d'entreprendre l'étude étiologique et pathogénique de ces complications de la gonorrhée, il ne nous paraît pas superflu de donner une description sommaire de la structure de la muqueuse uréthrale, du gland et du prépuce.

La muqueuse uréthrale comprend deux couches :

1° Une couche épithéliale formée de plusieurs assises de cellules ; les superficielles sont cylindriques ou coniques, les profondes polygonales.

2° Un chorion formé de tissu conjonctif dense avec de nombreuses fibres élastiques, flexueuses, souvent anastomosées entre elles.

Vers le troisième mois de la vie intra-utérine, des bourgeons épithéliaux naissent de la face profonde de l'épithélium et s'enfoncent dans le chorion. Ces bourgeons donnent naissance aux glandes de Méry, de Cooper, à la prostate, aux glandes de Littre. Ces dernières sont sous-muqueuses et sécrètent un mucus clair ; elles sont constituées par un épithélium prismatique et une membrane propre ; elles sont disséminées sur toute la longueur de l'urèthre et leurs canaux excréteurs ont des dimensions qui peuvent atteindre de 0,002 à 0,005 millimètres de lon-

gueur dans la portion spongieuse. On trouve encore des
follicules qui sont de véritables glandes de Littre, mais
incomplètes ; en effet, ce sont de simples culs-de-sac, qui
rarement sont subdivisés en 2 ou 3 lobes ; leur siège est
intra-muqueux. Outre les glandes de Littre et les follicules, on peut voir s'ouvrir largement sur la muqueuse
d'autres culs-de-sac ; Morgagni, qui les vit le premier, les
divisa, selon leur dimension, en foramina et foraminula et
il leur assigna comme siège les parties supérieure et
latérales du canal de l'urèthre ; on les trouve depuis la
valvule de Guérin jusqu'au commencement de la portion
membraneuse et elles débouchent dans le canal de l'urèthre par un orifice arrondi ou elliptique après un trajet
sous-muqueux de 6 à 7 millimètres. Dans un cas de Cru-
veiller, le trajet atteignait 27 millimètres. On peut consi-
dérer ces lacunes de Morgagni comme de simples dépres-
sions de la muqueuse uréthrale.

La muqueuse préputiale se continue sans ligne de
démarcation avec la peau qui recouvre la verge tout en-
tière et présente, au point de vue histologique, la même
structure qu'elle. Quelques différences fort légères permettent de les discerner : les couches épithéliales sont
plus rares, les poils et les glandes sudoripares sont
absents. Quant aux glandes sébacées, auxquelles on a
voulu attribuer la formation du smegma prœputialis,
simple desquamation épithéliale, elles existent certaine-
ment, mais sont absolument rudimentaires.

La muqueuse du gland appartient au type dermo-pa-
pillaire à épithélium polystratifié, à stroma conjonctivo-
élastique et comprend les glandes que Tyson découvrit,
en 1680, chez l'orang-outang ; il les dénomma glandes
odorifères, mais elles sont mieux connues sous le nom de
glandes de Tyson. L'existence de ces glandes a été niée

par de nombreux auteurs et défendue par d'autres chefs
d'école : Cooper, Littre, Duverney, Burckart, Kolliker
les admettent ; Morgagni, Haller, Valentin, Thomsa,
Finger, Bergonzini, Stieda et Sprunck les nient.

Il faut ajouter que souvent les canaux excréteurs des
glandes de Tyson, et dans certains cas, des glandes de
Littre, sont considérablement hypertrophiés en longueur
et constituent de véritables diverticules. Mais le mot de
diverticule s'applique surtout à des canaux congénitaux
ou acquis dus à des malformations du méat et de l'extrémité antérieure de l'urèthre. M. Janet les a admirablement
décrits dans son article sur les repaires microbiens de
l'urèthre. Nous ne pouvons que donner un très court
résumé de son travail : il les divise en diverticules para-
uréthraux et en diverticules uréthraux proprement dits,
c'est-à-dire développés dans l'intérieur du canal de l'urèthre. Les premiers sont des malformations congénitales
et consistent en canaux borgnes, la plupart du temps
siégeant au niveau du gland, autour et en-dessous du
méat. Ceux qui siègent au niveau du frein sont constitués
par le canal hypertrophié d'une glande de Tyson. Les
seconds sont aussi congénitaux et sont dus à l'étroitesse
du méat ; ce sont des poches ou des plis latéraux qui se
formeraient par plissement de la muqueuse uréthrale.
Les lacunes de Morgagni, les glandes de Littre seraient
aussi capables de former des diverticules plus ou moins
profonds.

Ces quelques notions posées au sujet de la structure
des muqueuses uréthrales, préputiales et du gland, il
sera plus facile d'aborder la pathogénie des complications
de la blennorrhagie que nous avons en vue.

L'étude étiologique tient en un seul mot : la blennorrhagie ; nous laissons volontairement de côté les uréthrites

qui ne sont pas dues au gonocoque ; ce sont des raretés pathologiques, elles sont de très courte durée et on ne sait pas encore si elles peuvent s'accompagner aussi de folliculite.

Tout le monde est donc bien d'accord pour admettre la nature blennorrhagique de ces inflammations folliculaires et diverticulaires. Pellizari dans deux cas trouve du gonocoque pur ; dans un troisième cas il y trouve aussi du staphylocoque. Dans le cas de Bockarot on ne trouve que du staphylocoque. Christiani, chez un jeune homme, trouve le diplocoque de Neisser pur. Fabry s'appuie sur deux cas pour soutenir que le gonocoque seul ne peut causer qu'une inflammation catarrhale et que les pyogènes ordinaires la rendraient suppurative. Touton dit que l'on doit incriminer tantôt le gonocoque, tantôt les saprophytes de l'urèthre.

Staugiale donne 3 cas :

Dans le 1er, le gonocoque était seul ;

Dans le 2e, il était associé au staphylocoque blanc ;

Dans le 3e, au staphylocoque doré.

Thivrier, dans sept observations, trouve toujours le gonocoque, mais n'a pas recherché les autres pyogènes.

Enfin, chez le malade que nous suivîmes dans le service de M. le professeur Forgue, l'examen du pus du diverticule fait par M. Rimbaud, interne du service, y révéla le gonocoque.

On peut donc conclure de tous ces faits que le microbe de Neisser doit être incriminé ; sans doute, il est souvent associé à d'autres espèces microbiennes, mais sa présence presque constante dans les follicules et les diverticules de l'urèthre et du gland, prouve qu'il doit jouer le plus grand rôle dans l'éclosion de ces complications.

On doit maintenant se demander à quel moment de la

blennorrhagie apparaissent les folliculites et les diverticulites ; c'est d'habitude à la période d'état de la maladie,
c'est-à-dire après le premier septenaire. C'est d'ordinaire
à ce moment que le malade les découvre ; mais, comme
l'inflammation du canal de l'urèthre a la symptomatologie la plus bruyante, son attention est vite détournée.
Dans des cas plus rares, c'est bien longtemps après une
blennorrhagie que ces complications sont constatées.
S'agit-il d'une nouvelle contamination ? Cela est peu pro-
bable ; il est plus raisonnable de penser que, lors de la
première attèinte, le follicule ou les glandes uréthrales et
peri-uréthrales étaient pris et que la virulence du gonocoque, cantonné dans ces repaires (ainsi que les appelle
M. Janet), ne s'est exagérée que plus tard.

PATHOGÉNIE

Quelle est la pathogénie de ces affections ? L'inflammation de la blennorrhagie aiguë naît dans la fosse naviculaire et gagne progressivement, d'avant en arrière, l'urèthre pénien. Toutes les glandes uréthrales participent à l'inflammation et contribuent à la formation du pus. A ce moment l'on trouve, dans la sécrétion uréthrale, surtout du gonocoque et aussi des pyogènes ordinaires. Il est certain que, pendant cette participation inflammatoire de tout le système glandulaire de l'urèthre pénien, on doit trouver dans les culs-de-sac de ces glandes, en outre des microbes ordinaires de la suppuration, le diplocoque de Neisser ; et de fait, les examens bactériologiques pratiqués sur les sécrétions de ces glandes ont bien montré qu'elles contenaient le gonocoque. L'infection des follicules et des glandes du canal de l'urèthre a donc eu lieu par infiltration directe lors du passage du pus blennorrhagique sur l'orifice d'excrétion de ces glandes.

En ce qui concerne les glandes exo-uréthrales, c'est-à-dire les glandes de Tyson et celles du sulcus coronaire, la propagation de la gonorrhée se fait de la même façon; ces glandes deviennent blennorrhagiques par la stagnation

purulente qui se fait sur le gland et dans les replis pré-
putiaux.

C'est par le même mécanisme que l'on peut expliquer
la propagation blennorrhagique aux canaux accessoi-
res du gland, du méat et du filet ; et c'est même à ce
propos que, dans la plupart des cas, l'existence de ces
diverticules est constatée.

On conçoit la difficulté que l'on a à tarir un écoulement uréthral, lorsqu'il est compliqué par l'inflammation
des glandes et des canaux para-uréthraux. Si l'on méconnaît cette propagation de la blennorrhagie, tous les efforts
thérapeutiques dirigés sur le canal de l'urèthre n'attein-
dront pas le but, puisque cette infection secondaire échappe
de par son siège aux influences capables de modifier
l'urèthre. De là les recrudescences de l'écoulement, de là
les blennorrhées chroniques rebelles à tout traitement et
qui découragent malade et médecin.

Telle est la pathogénie de ces folliculites et diverticulites ; nous devons ajouter que quelquefois l'inflammation
folliculaire ou diverticulaire est primitive d'emblée ; on a,
en effet, cité des cas assez nombreux où elle était survenue
avant l'uréthrite et en dehors d'elle. Finger, Feleki,
Jadassohn, Touton, Reichmann, Horvath et Lanz ont
même fait allusion à des cas où l'urèthre était entièrement
sain ; le diverticule devint pourtant blennorrhagique,
sans que l'infection gagnât le canal. Dans ces cas parti-
culiers, il s'agissait peut-être de la reviviscence d'une
blennorrhagie passée et localisée actuellement aux points
où le gonocoque s'était cantonné en attendant l'occasion
d'exalter sa virulence. Quoi qu'il en soit, ces faits sont
assez rares et presque toujours les complications folliculaires, glandulaires et diverticulaires procèdent d'une
uréthrite concomitante.

SYMPTOMATOLOGIE

1° FOLLICULITES. — C'est surtout à la face inférieure de la verge que l'on rencontre les folliculites. Ce sont de petites tumeurs arrondies, dures, peu ou pas douloureuses. On croirait sentir en les palpant des grains de plomb de grosseur différente ; ils sont bien limités et inclus dans la paroi ; la peau, dans la plupart des cas, n'est pas adhérente ; le malade est très peu incommodé et ce n'est que par une pression assez forte de ces petites tumeurs qu'il ressent de la douleur. Celle-ci est plus vive si la folliculite évolue vers la périfolliculite ; dans ce cas, en effet, les tissus voisins se prennent parce que l'inflammation a gagné en profondeur. Dans ces conditions, la peau perd de sa souplesse et de sa mobilité. A ce moment, l'orifice d'excrétion du follicule semble s'être oblitéré et, si le processus phlegmasique ne rétrocède pas, un petit abcès se forme ; la tumeur s'est considérablement accrue, elle est dure, douloureuse, la peau rougit et s'amincit ; puis la fluctuation devient évidente et du pus se fait jour, soit à l'extérieur, soit directement dans le canal de l'urèthre. L'évolution de cette folliculite peut même aller plus loin et, si l'abcès se vide à travers la peau, il peut en résulter une fistule borgne externe. L'ouverture peut se faire à la fois dans le canal et à la peau, et l'on a une fistule complète. Georgiadès, dans sa thèse, en rapporte des exemples et M. Sellei, dans son travail récent sur le même sujet, fait allusion à des cas semblables.

2° DIVERTICULITES. — La symptomatologie des diverticulites du méat, décrite par Diday, est restée classique :
« Si l'on examine de très près, dit-il, l'orifice de l'urè-
» thre, on rencontre quelquefois au voisinage une lésion
» assez intéressante à étudier. Un pertuis étroit s'aper-
» çoit sur l'un des bords du méat, et si vous pressez le
» gland entre deux doigts, d'arrière en avant, vous voyez
» sortir par ce pertuis une gouttelette d'un liquide qui a
» tous les caractères physiques de l'écoulement uréthral
» coexistant Si vous cherchez à sonder ce pertuis avec
» une fine aiguille, celle-ci pénètre ordinairement à une
» profondeur de 3 à 5 ou 6 millimètres et dans une direc-
» tion à peu près parallèle à celle de l'urèthre. En inter-
» rogeant et examinant le malade, vous apprenez : que
» cette lésion s'est manifestée à peu près en même temps
» que sa blennorrhagie uréthrale ; que l'aspect des bords
» du pertuis représente exactement celui des bords du
» méat lui-même, tous les deux étant rouges, tuméfiés,
» douloureux, luisants ou bien pâles et indolents selon
» que la blennorrhagie est actuellement à sa période
» aiguë ou à sa période chronique ; il ne sort pas d'urine
» par ce petit pertuis ; que si le malade a eu plusieurs
» blennorrhagies, le même accident s'est invariablement
» reproduit, dans toutes, au même siège et sous la même
» forme. »

La douleur est peu intense dans la plupart des cas, et les phénomènes inflammatoires sont peu accusés ; pourtant le même auteur prétend que, dans d'autres cas, les symptômes peuvent être plus bruyants ; et, chez un commis de magasin, il vit la blennorrhagie diverticulaire être beaucoup plus douloureuse que la blennorrhagie de l'urèthre.

« Le gland devenait chaud, gonflé, tendu, extrêmement
» sensible à la pression, même au frottement de la che-
» mise, et quelques jours de repos étaient absolument
» nécessaires pour réduire cet état phlegmasique »
Mais le méat n'est pas le siège exclusif des diverticulites ; il a été dit plus haut qu'elles se formaient très souvent de chaque côté du frein, aux dépens des glandes de Tyson. Les deux malades de Lagneau en sont une preuve. Il s'agissait de petites tumeurs, dures, mobiles, peu douloureuses, qui s'ouvrirent et laissèrent s'écouler un peu de pus par un petit orifice blanchâtre voisin du filet (1). Pourtant la suppuration n'est pas le terme obligé de ces diverticulites du frein et assez souvent ces petites tumeurs ne s'abcèdent pas. Elles restent un très long temps dans le même état, et, si elles arrivent à se résoudre sans symptômes inflammatoires, il ne reste qu'un peu d'induration qui persiste indéfiniment. Quelquefois aussi, sous l'influence d'un excès de régime, ou d'un excès génésique, la phlegmasie, longtemps éteinte, se rallume et s'accompagne alors de tous les symptômes habituels à l'inflammation.

Chez le malade dont il est question dans l'observation recueillie dans le service de M. le professeur Forgue, la tuméfaction que l'on sentait à la face inférieure du gland était rougeâtre, peu tendue et se continuait par un mince cordon que l'on sentait très bien à la palpation et que l'on suivait vers le canal de l'urèthre ; la pression n'était presque pas douloureuse et le patient en était fort peu gêné. Jamais les symptômes ne furent bien aigus et l'opération ne fut décidée que pour tarir la suppuration qui était rebelle à tout autre traitement et pour éviter les chances de contamination possible.

ANATOMIE PATHOLOGIQUE

Si, au cours d'une blennorrhagie, on examine les glandes de Littre et les cryptes de Morgagni, voici ce que
l'on peut voir : les orifices glandulaires sont plus ouverts
que normalement et fortement tuméfiés. Au point de vue
histologique, on voit que le gonocoque s'est insinué entre
les cellules cylindriques de l'épithélium ; il y a une infiltration leucocytaire qui est de plus en plus dense à
mesure que la cohésion de l'épithélium diminue ; et la
cavité des glandes de Littre et des cryptes de Morgagni
est encombrée par de nombreux leucocytes polynucléés,
tandis que leur conduit excréteur est bourré de cellules
épithéliales desquamées. Lorsque la blennorrhagie est
passée à l'état chronique, les glandes considérées comme
des invaginations de la muqueuse, sont soumises au
même processus pathologique, c'est-à-dire que, comme
pour la muqueuse du canal, il y a transformation de l'épithélium cylindrique en épithélium pavimenteux.

Voilà tout ce que l'on savait sur l'anatomie pathologique de la blennorrhagie des glandes de l'urèthre et des
diverticules. Ce n'est que pendant ces dernières années
que la question fut bien étudiée et, parmi tous les auteurs
qui viennent de s'occuper de ces recherches anatomo-
pathologiques, nous devons citer le travail de M. Audry,

qui parut en 1902 dans le *Journal des maladies cutanées et syphilitiques.*

D'un autre côté, M. le professeur Bosc a bien voulu nous faire l'amabilité d'examiner le diverticule qui fut excisé chez le malade de l'observation VIII. Je ne fais que transcrire ses recherches :

« La totalité de la petite tumeur est fixée dans le » sublimé à saturation. Des coupes passant par la partie » médiane, montrent un canal assez large, dont une de » ses extrémités se ramifie et est entourée de cavités » irrégulières, mais plus ou moins remplies par le revê-» tement épithélial. Presque toutes ces cavités repré-» sentent des digitations en communication avec la cavité » du canal, communication qui est plus ou moins appa-» rente suivant la direction ou la profondeur des diver-» ticules. Cependant, tout à fait à la périphérie, on cons-» tate des cavités très limitées, toutes petites, et qui » paraissent complètement isolées.

« Toujours à un faible grossissement, on constate que » les revêtements épithéliaux reposent sur une basale » peu distincte et ont la disposition générale d'un revête-» ment malpighien avec papilles très apparentes mais » étroites, vascularisées comme dans le *papillome.* Tout » autour du canal et de ses diverticules, existe une couche » d'aspect embryonnaire plus ou moins épaisse, avec de » nombreux capillaires. Le tissu conjonctif qui forme la » charpente de la tumeur est un tissu fibreux, renfermant » de nombreux vaisseaux dilatés, à endothélium hyper-» trophié et entouré d'un manchon apparent de cellules » épithéliales proliférées.

» A un fort grossissement, le canal principal est cons-» titué par un revêtement épithélial composé d'une assise » de cellules volumineuses qui présentent jusqu'à 10 et

» 15 rangées successives. Les cellules basales sont pris-
» matiques ; au dessus, viennent des cellules polygonales
» qui présentent tous les caractères des cellules malpi-
» ghiennes, y compris les filaments de passage. Puis, ces
» cellules se gonflent, deviennent claires et subissent une
» dégénérescence colloïdo-cornée, de sorte que les fila-
» ments de passage ne sont plus apparents. Vers la
» lumière du canal, les grandes cellules, qui par compres-
» sion ont pris des formes très irrégulières, s'isolent et
» se trouvent en liberté. Par endroits, la dégénérescence
» peut être plus cornée que colloïde, de sorte que les cel-
» lules desquamées apparaissent plus aplaties. La des-
» quamation des cellules, dans la lumière du canal, est
» très abondante ; elle est mélangée de leucocytes poly-
» nucléés, en nombre cependant restreint. On peut suivre
» le passage de ces polynucléés à travers les cellules
» épithéliales ; ils viennent des vaisseaux situés dans le
» tissu conjonctif qui entoure le trajet épithélial. Cette
» zone conjonctive est formée par un tissu à mailles assez
» lâches, dans lesquelles se trouvent des capillaires très
» nombreux, à cellules endothéliales très hypertrophiées.
» Elle donne naissance à des prolongements papilliformes
» qui font des saillies irrégulières, centrées par de larges
» capillaires, de sorte que l'ensemble de la figure donne
» l'aspect d'une *prolifération papillomateuse* à son début.
» Les mailles de ce tissu conjonctif sont remplies par
» d'énormes cellules dues à l'hypertrophie des cellules
» endothéliales des espaces conjonctifs, par des plasma-
» zellen et des mononucléées de volume variable. On y
» rencontre également des polynucléées en assez grande
» quantité, par endroits. Un point des plus intéressants
» à constater est le peu d'épaisseur de la basale, la pro-
» lifération très active des cellules épithéliales, caracté-

» risée par l'entassement des cellules prismatiques, leur
» aspect clair, leur volume, leur gros noyau, et surtout
» par le nombre très considérable des figures de karyo-
» kinèse, disséminées dans la couche des cellules prisma-
» tiques et polygonales.

» Nous retrouvons cette même structure dans les di-
» verticules qui entourent l'extrémité profonde du conduit
» précédent. On retrouve les mêmes couches de cellules
» épithéliales prismatiques et polygonales ; on retrouve la
» dégénérescence colloïdo-cornée des cellules superficiel-
» les, avec leur desquamation prononcée dans une lumière
» centrale ; à la périphérie, mêmes formations papillo-
» mateuses et même zone d'infiltration de cellules em-
» bryonnaires. Mais à mesure que l'on va vers la profon-
» deur, les phénomènes d'hyperplasie deviennent plus
» intenses : les cellules épithéliales profondes tendent
» davantage à s'infiltrer dans le tissu conjonctif, de sorte
» que l'aspect papillomateux est encore plus marqué ; les
» karyokinèses sont plus nombreuses et l'infiltration poly-
» nucléaire très réduite.

» Tout à fait à la périphérie, on constate des cavités qui
» correspondent à des lymphatiques ou, tout au moins, à
» des espaces conjonctifs distendus et dans lesquels on
» trouve de volumineuses cellules épithéliales libres ; et
» au voisinage de ces espaces, on peut en trouver d'au-
» tres qui sont remplies totalement par une prolifération
» épithéliale serrée, sans polynucléose ou infiltration
» mononucléaire dans le tissu conjonctif voisin.

» En somme, il s'agit d'un diverticule digité, à revête-
» ment épithélial du type malpighien, et qui présente à la
» fois les signes d'une inflammation subaiguë à type poly-
» nucléaire et, d'autre part, des signes de prolifération
» karyokinétique épithéliale, avec hypertrophie et dégéné-

» rescence colloïdo cornée aboutissant à l'augmentation
» de volume des digitations préexistantes et à une infil-
» tration dans les espaces voisins. C'est cette prolifération
» épithéliale qui constitue la tumeur et les caractères his-
» tologiques observés laissent penser à son évolution vers
» l'épithélioma. »

Les résultats fournis par l'examen de ce diverticule
coïncident en partie avec ceux de M. Audry. Il y a pourtant, dans l'observation de M. le professeur Bosc, un point
qui, je le crois, n'avait pas été signalé jusqu'à ce jour : c'est
la prolifération karyokinétique épithéliale trouvée dans le
tissu de ce diverticule et qui indiquait la tendance de la
tumeur à évoluer vers l'épithélioma.

COMPLICATIONS

Les folliculites et les diverticulites blennorrhagiques sont des complications de la gonorrhée qui en appellent d'autres. Comme il a été dit dans le cours de ce qui précède et comme on peut le voir en parcourant les observations rapportées à ce sujet, la complication la plus fréquente, c'est l'abcès ; la tumeur s'échauffe, rougit, devient molle, fluctuante et se vide à l'extérieur. Dans les cas heureux, l'ouverture se referme et tout se borne là. Mais à l'abcès peut succéder une fistule dont l'oblitération est quelquefois fort difficile à obtenir. En 1894, Feleki admet les fistules d'origine folliculaire, ce qui semble donner raison à ce qui est dit plus haut.

En 1896, M. Audry appelle l'attention sur une complication nouvelle de la blennorrhagie des glandes de Tyson qui siègent au niveau du sillon balano-préputial ; il se demande si l'infection gonococcique de ces glandes ne se serait pas propagée, dans un cas qu'il eut à examiner, aux follicules lymphatiques voisins et n'aurait pas déterminé une *folliculite lymphatique*. La lésion qu'il a examinée est caractérisée, dit il, par « l'existence d'un petit » nodule dont le volume varie de la grosseur d'une forte

» tête d'épingle à un petit haricot . . . . . .

. . . .

» la petite tumeur est indolente.

» Elle présente, du reste, un caractère tout particulier
» et qui permettra toujours d'en reconnaître la nature :
» elle semble se prolonger par un cordon dur, qui donne
» exactement la consistance d'un macaroni non cuit. Ce
» cordon part du nodule auprès duquel il a son maximum
» de volume. Il se prolonge en diminuant, sur une lon-
» gueur de 3 à 4 centimètres, pour se diriger vers le dos
» de la verge ; c'est évidemment un cordon de lymphite
» d'allure particulière et qui ne se prolonge pas, mais
» s'atténue et disparait. Lui aussi est très mobile et indo-
» lent.

» Le tout progresse pendant plusieurs semaines, puis
» finit par s'effacer progressivement. On ne peut douter
» qu'il s'agisse ici d'inflammation des follicules lympha-
» tiques que Neumann a signalée d'abord dans le sillon
» coronal du chien et que Finger a retrouvée chez l'hom-
» me. L'infection a son point de départ dans les follicules
» et se prolonge pendant quelques centimètres suivant les
» lymphatiques aboutissants, auxquels elle procure des
» dimensions d'une consistance toute spéciale. L'associa-
» tion constante à une blennorrhagie franche permet de
» la rapporter à celle-ci et vraisemblablement au gonoco-
» que, ce dernier point étant encore douteux. »

Il est encore une complication, fort rare sans doute,
mais qui a été signalée : c'est l'infiltration urineuse possible d'un follicule glandulaire devenu blennorrhagique.
Dans le cas particulier, le follicule s'était abcédé et ouvert
largement dans l'urèthre. L'urine pendant les mictions
passait largement dans la poche de l'abcès et l'avait
infecté.

DIAGNOSTIC ET PRONOSTIC

Le diagnostic des folliculites et des diverticulites blennorrhagiques est, dans la plupart des cas, facile à faire. Il est pourtant des cas où, sans être d'une difficulté insurmontable, il rend le médecin hésitant. C'est ainsi qu'il est souvent malaisé de différencier les nodosités formées par les follicules enflammés, d'avec celles que l'on rencontre à la face dorsale du pénis des goutteux et des diabétiques. Le siège est le même, la sensation tactile est identique dans les deux cas. Ce n'est que si l'on ne trouve pas dans les antécédents du malade une blennorrhagie certaine, que l'on pourra songer à la nature arthritique ou diabétique de ces nodules.

On ne commettra pas non plus l'erreur de prendre pour une folliculite un calcul arrêté dans l'urèthre pénien et perceptible sous le doigt ; les renseignements fournis par le malade révèleront que les symptômes ont été très aigus et l'interrogatoire permettra aisément de reconstituer la symptomatologie de la lithiase urinaire. De plus, dans le cas de calcul de l'urèthre, le cours de l'urine est interrompu et il y a uréthrorrhagie.

Les végétations de la rainure balano-préputiale ont un

aspect particulier et il est superflu d'insister sur elles ; jamais on ne les confondra avec des glandes de Tyson enflammées. C'est à cause de leur coïncidence possible avec une blennorrhagie que l'on doit les signaler ; mais leur aspect dendritique est caractéristique et personne ne les méconnaît.

Il est plus difficile, à première vue, de faire le diagnostic entre les fistules du pénis, dues à un rétrécissement ou à des plaies, et les trajets fistuleux qui succèdent à un follicule abcédé ou à un diverticule para-uréthral. Les fistules dues à un rétrécissement ou à des plaies, sont plus larges, plus profondes, tandis que les secondes sont d'une finesse remarquable, moins profondes ; de plus, la folliculite antérieure n'aura pas échappé à l'observation du malade.

Le pronostic de ces complications dues à la blennorrhagie découle de ce qui a été dit dans les pages précédentes.

Sans vouloir être trop pessimiste, on devra réserver ce pronostic. Sans doute, tous les follicules enflammés ne suppureront pas ; beaucoup tendront vers l'induration ; mais, même dans ce dernier cas, on n'est pas bien sûr que ce follicule induré ne contient pas, insinué entre ses cellules, le gonocoque de Neisser ; il peut y sommeiller fort longtemps (puisque, dans un cas, les phénomènes inflammatoires ne reparurent que 15 ans après la blennorrhagie), mais le plus souvent, sous l'influence d'un excès génésique, d'un écart de régime, on voit sa virulence s'exalter et les phénomènes inflammatoires recommencer.

Il est certain que le malade est constamment menacé d'une réinfection et, dans bien des cas, les gonorrhées nombreuses que l'on trouve dans les antécédents d'un malade ne sont que l'expression « d'une vieille sécrétion qui se réchauffe » (1). Aussi un tel malade est-il, pour lui et pour autrui, une source menaçante de contages.

---

(1) Forgue (E.), loc. cit.

TRAITEMENT

Comme il a été dit plus haut dans le cours de ce travail, la plupart du temps, aucun traitement n'est demandé par le malade pour combattre les folliculites et les diverticulites qui compliquent sa blennorrhagie. Et, par le fait, il arrive souvent que la guérison s'effectue naturellement par induration et sclérose. Mais, dans d'autres cas, une suppuration constante s'est établie ; c'est alors que l'on devra conseiller un traitement et un traitement énergique.

Plusieurs procédés ont été préconisés dans ce but : pour les diverticules du méat et les canaux para-uréthraux devenus blennorrhagiques, on peut faire la cautérisation ignée avec la pointe fine du thermocautère ; on détruit de la sorte le siège de la suppuration. Si le canalicule n'admet pas la pointe du thermocautère, on peut arriver au même but en employant le procédé de Diday, qui est toujours en honneur. Il consiste à introduire dans le diverticule une aiguille que l'on porte ensuite au rouge.

On peut faire aussi la cautérisation chimique, c'est-à-dire faire des attouchements au nitrate d'argent. On se sert pour cela d'une tige assez fine pour en permettre l'introduction dans le diverticule. On la chauffe et on la passe sur un crayon de nitrate d'argent ; on laisse refroidir, puis on fait le cathétérisme de ce diverticule avec la tige métallique chargée du sel d'argent.

M. Janet fait le lavage de ces conduits avec des seringues terminées par une aiguille fine, droite ou recourbée selon les cas, ou bien avec la seringue d'Anel. Ce procédé mérite d'être mentionné, car il est très rationnel, mais il mérite un outillage spécial et une habileté que tout le monde ne possède pas. Lorsqu'il s'agit de faire le lavage d'un diverticule qui débouche dans la lumière du canal de l'urèthre, on n'y arrive qu'en s'aidant de l'endoscope. Enfin, dans la plupart des cas, c'est au traitement sanglant que l'on devra avoir recours. C'est celui qui donne les succès les plus sûrs, les plus rapides et que l'on emploie le plus fréquemment. On excise le diverticule tout entier. Chez le malade dont nous rapportons l'observation inédite, M. le professeur Forgue poursuivit le diverticule jusqu'à son abouchement à l'urèthre et l'excisa en ce point.

Pendant les premiers jours qui suivirent l'opération, on maintint une sonde à demeure pour permettre la réfection de la partie de l'urèthre qui avait été excisée. Dix jours après, le malade était guéri.

Les folliculites ne réclament le plus souvent aucun traitement ; l'induration est leur mode de terminaison habituel. Pourtant si le follicule s'abcédait, on devrait évacuer le pus et faire la cautérisation ignée ou la cautérisation chimique et de préférence l'excision.

OBSERVATIONS

Observation Première

(In thèse de Borel, Montpellier 1880)

Au mois de janvier 1877, M. X..., officier de marine, contracte une blennorrhagie. Pendant la période d'état, il constate à la base du gland, à droite du frein, une petite tumeur grosse comme une lentille, dure, indolente. La tumeur grandit, devient comme un pois et, cinq jours après son apparition, elle est le siège de pulsations douloureuses. Les érections deviennent en même temps plus pénibles. L'exploration avec une aiguille amène la sortie d'une gouttelette de pus : l'ouverture est agrandie avec la lancette. Il sort une certaine quantité de pus bien lié. La pression détermine pendant huit à dix jours l'expulsion de quelques gouttes de pus ; enfin un peu d'induration persiste, qui disparaît à son tour.

En juillet 1879, nouvelle blennorrhagie. Apparition au même point d'une nouvelle tumeur. Les phénomènes inflammatoires sont moins intenses. Un petit point blanc apparaît au dehors, qui, traversé par une aiguille, donne issue à un peu de pus. Trois ou quatre jours après, la

cicatrisation est complète, laissant un peu d'induration
qui disparaît plus tard.

La blennorrhagie dans les deux cas a été assez tenace.

Dans les deux cas, il y avait un peu de déviation du jet
de l'urine, surtout à la fin de la miction.

Observation II

(Traduite de l'article de Fabry. — *Monatsh. f. prakt. Derm.* 1891, n° 1)

Un collègue nous consulte pour une petite tumeur entre
les deux feuillets du prépuce. L'interrogatoire apprend que
le malade, avant son mariage, a eu la blennorrhagie ; il y
a de cela 15 ans. Celle-ci a guéri en quelques semaines et
n'a pas récidivé plus tard ; sa femme n'a pas été infectée
et a eu toujours des suites de couches tout à fait nor-
males.

Entre les deux feuillets du prépuce, à deux centimètres
du frein et du sillon balano-préputial, on sent une tumeur
dure, ronde, de la grosseur d'une lentille ; elle est mobile
entre les deux feuillets du prépuce et à peine douloureuse
à la pression ; si on comprime assez fortement cette
tumeur, on voit sortir une goutte de sécrétion fluide, qui
s'échappe par un petit orifice à peine visible, à côté du
frein.

La muqueuse uréthrale est de couleur normale et la
pression d'arrière en avant ne ramène aucune sécrétion. Il
n'y a pas de filaments dans l'urine ; la pression sur la
tumeur n'amène pas la moindre trace de sécrétion, à l'orifice externe de l'urèthre.

Des préparations de la sécrétion du conduit excréteur,
près du frein, sont colorées au bleu de méthylène ; l'exa-

men plusieurs fois répété, montre d'assez nombreux amas de gonocoques dans les cellules épithéliales, et des globules de pus, aspect qui ne diffère en rien de ce que montre la sécrétion purulente de la blennorrhagie aiguë. Il n'y avait aucun doute sur l'existence d'une affection gonorrhéïque du petit conduit communiquant avec la tuméfaction placée entre les deux feuillets du prépuce.

On décide l'extirpation pour éviter la contagion par le coït et pour tarir cette suppuration. Sous l'anesthésie, avec l'assistance du docteur Bayer, incision du feuillet interne du prépuce sur une étendue d'un centimètre et demi environ ; on réussit à décortiquer la petite tumeur. L'hémorragie et les rapports délicats de la région ne permettent pas de trouver le canal excréteur. Réunion de la plaie ; guérison en quelques jours par première intention.

Pendant que la plaie cicatrisait sans réaction, le malade pouvait encore en pressant la région, faire sourdre, par le conduit excréteur, un peu de sécrétion, où l'examen révélait encore des gonocoques. Cela dura environ 14 jours; puis, la source se tarit et on ne trouva plus de sécrétion du conduit. Le malade fut considéré comme guéri.

Aujourd'hui, 9 mois après l'opération, on ne peut rien voir d'anormal du côté du prépuce.

D'après cela, et d'après l'évolution de la maladie, il est clair que notre malade présentait un résidu de gonorrhée uniquement localisé, et cela pendant de longues années, dans un nodule que nous étudierons de plus près. Tout symptôme de blennorrhagie chronique coexistante était impossible à trouver.

Ce qui me décida à l'extirpation, ce fut la possibilité d'une infection de la femme, par l'issue des sécrétions au moment du coït et l'espoir d'une guérison complète du malade, guérison qui survint effectivement.

Observation III

(Traduite de l'article de Fabry. — *Monatsh. f. prakt. Dermat.*, 1891, n°1)

Ce malade avait eu, onze mois auparavant, une blennorrhagie traitée par des injections. L'écoulement disparut complètement. Quatre mois après, comme l'a communiqué le médecin traitant, le docteur Fichbein, se forma un petit abcès dans le tissu du gland, en bas et à droite ; cet abcès fut incisé. On ne rechercha pas les gonocoques dans la sécrétion.

Deux mois après, deuxième abcès qui parut guérir par l'incision. Comme une induration persistait dans la région de l'abcès, rebelle au traitement ; comme le malade, qui était veuf, voulait se remarier, le docteur Fichbein le détermina à se faire traiter par nous deux.

A l'examen, on trouvait une tuméfaction en bas et à droite, dans la couronne du gland, assez douloureuse à la pression et se vidant de sa sécrétion par l'orifice. On trouve dans cette sécrétion du gonocoque typique. Comme le patient voulait bientôt se marier, nous lui proposâmes l'ablation de cette tumeur ; il suivit notre conseil.

Dans ce cas, il ne pouvait être question d'une extirpation régulière, à cause de la tuméfaction profonde et de l'abondance de l'hémorragie. Nous nous contentâmes de libérer la tumeur par une incision et d'entreprendre la destruction totale du tissu morbide, à l'aide du thermocautère de Paquelin. Après de nombreuses recherches, nous pûmes nous convaincre que la sécrétion par l'urèthre

avait cessé et qu'il n'y avait plus dans l'urine des filaments suspects.

Observation IV

(Consultation du docteur Queyrat à Ricord. — *In* thèse de Thivrier,
Paris 1892)

Le nommé Louis B..., âgé de 20 ans, se présente à la
consultation le 24 septembre. Il présente un écoulement
depuis le 1ᵉʳ de ce mois, compliqué depuis quatre jours
d'une orchite droite.

La lèvre droite du méat est rouge et tuméfiée ; la lèvre
gauche est normale. A la pression, on voit sourdre une
gouttelette de pus par un mince pertuis situé vers l'angle
inférieur du méat.

Le pus, recueilli et examiné, montre des gonocoques.
Le malade raconte avoir eu quelque chose d'analogue,
il y a une dizaine de jours.

Observation V

(Recueillie par M. Kendirdjy, interne du service du Dʳ Queyrat, consultations
de l'hôpital Ricord. — *In* thèse de Thivrier, Paris, 1898)

T... Louis, 25 ans, garçon d'hôtel, se présente à la
consultation le 17 décembre 1898.

Il est porteur d'un léger écoulement uréthral qui remonte au 15 juin dernier.

Vers le 20 juin, le malade s'est aperçu dans le sillon
balano-préputial, d'une petite grosseur qui, en quelques
jours, acquit le volume d'une petite noisette. Peu à peu la

muqueuse se prit et s'ulcéra. Il en résulta une fistule qui suppura pendant près de deux mois et qui ne se tarit que vers les derniers jours du mois d'août.

Vers le 10 ou le 15 juillet, la lèvre droite du méat se tuméfia et devint rouge et douloureuse ; un abcès s'y forma qui se fit jour spontanément.

A l'examen, nous constatons :

D'une part, sur la lèvre droite du méat, juste au contact de l'orifice urinaire, un petit orifice au niveau duquel la pression fait sourdre une gouttelette de pus. Nous l'avons recueillie sur une lamelle et, à l'examen microscopique, nous avons constaté la présence du gonocoque.

D'autre part, il existe dans le sillon glando-préputial, immédiatement à droite du frein, une petite saillie dure, irrégulière de surface, oblongue de forme et solidement implantée sur l'urèthre par une large base. La pression n'est nullement douloureuse. On voit encore la trace de l'orifice par lequel cet ancien abcès a suppuré pendant près de deux mois.

Observation VI

(In thèse de Thivrier, Paris, 1898. — Service de M. le Dr Queyrat)

Le nommé O... Jules, âgé de 30 ans, entre à l'hôpital le 30 août 1898.

Depuis un mois, il est soigné à la consultation externe pour un chancre syphilitique du sillon, actuellement en voie de cicatrisation.

Depuis le 25 août, il a un écoulement à peine marqué et peu douloureux.

Sur la face droite de la verge, immédiatement en

gnements, qui a disparu rapidement et sans laisser de traces. L'examen révèle néanmoins un léger suintement uréthral. L'examen de ce suintement n'a pu y faire constater la présence de microbes se rapprochant de ceux de l'abcès.

Quant à l'abcès lui-même, il semble bien être développé dans les follicules sébacés du repli préputial. Il a manifestement siégé dans la peau même et non dans le tissu cellulaire sous-jacent.

Il s'est vidé lentement, en quelques jours, par les deux petits orifices et a guéri sous l'influence des pansements antiseptiques.

A la sortie du malade, il ne persiste plus qu'une induration locale.

Observation VIII

(Inédite)

Recueillie dans le service de M. le professeur Forgue, due à l'obligeance de M. le docteur Abadie, chef de clinique

L..., 28 ans, entre à l'Hôpital Suburbain, dans le service de M. le professeur Forgue, le 5 mars 1903.

Ce malade fut atteint de plusieurs blennorrhagies ; la dernière remonte à un an environ. Après un mois de traitement, alors que tous les phénomènes aigus avaient disparu, il continua à s'écouler de l'orifice uréthral une quantité assez abondante de pus. Peu à peu, se développa, à la face inférieure du gland, à un centimètre environ du méat, et tangentiellement au côté gauche du frein, une très petite tuméfaction rougeâtre, à surface peu à peu tendue. L.... constata alors qu'il existait entre ce point et l'urèthre une sorte de cordon, perceptible à la palpation, très légèrement douloureux, et dont la pression déterminait au niveau du méat, l'apparition d'une goutte de pus ; par contre, les tentatives d'exploration et de cathétérisme de ce diverticule supposé, restèrent sans résultat, et il fut impossible de faire pénétrer, dans la direction du cordon, un stylet de Bowmann, introduit dans l'urèthre.

Les phénomènes persistant, L... incisa légèrement la petite tuméfaction saillant près du frein ; un peu de pus s'écoula, mais l'incision se referma rapidement et l'écoulement de pus persista.

A l'entrée du malade à l'hôpital, on constate très nettement l'existence d'un cordon induré occupant la situation que nous avons précédemment indiquée et qu'il est impossible de cathétériser. L'écoulement de pus est peu abondant, mais souvent une goutte vient perler à l'urèthre. Le méat présente, en outre, une particularité intéressante : il est notablement rétréci.

Diagnostic. — Diverticulite blennorrhagique.

Opération. — Injection de 4 cc. de solution de cocaïne à 1/100, de chaque côté du frein et dans le gland même, à l'entour du méat et auprès du cordon fibreux. Un béniqué est placé dans l'urèthre pour faciliter la dissection. Incision de 1 centimètre et demi, médiane, sur le frein, circonscrivant par un petit losange, en son point saillant, l'extrémité inférieure du cordon où nul orifice n'est actuellement perceptible ; puis, dissection fine et soigneuse du cordon fibreux jusqu'au niveau de l'urèthre, qui est très légèrement excisé, puis suturé. Hémostase. Suture. En même temps, débridement du méat. Pansement : collerette de gaze vaselinée ; tampon de coton imbibé d'eau boriquée sur le gland. Sonde à demeure.

Dix jours plus tard, le malade quitte l'hôpital. La ligne d'incision est en très grande partie cicatrisée. Les bords du méat ne le sont pas encore et suintent très légèrement. Il n'existe pas d'écoulement de pus.

CONCLUSIONS

1° Les folliculites et les diverticulites sont très fréquentes au cours de la blennorrhagie.

2° Complications de la gonorrhée, elles admettent de nouvelles complications dont la gravité est encore plus grande.

3° Même si elles ne se compliquent pas à leur tour, on doit les rechercher avec soin et les traiter pour éviter les récidives de la blennorrhagie et diminuer les chances de contagion.

4° L'excision est le procédé de choix pour le traitement de ces complications ; on doit l'employer d'emblée, et à plus forte raison lorsque les autres procédés ont été inefficaces.

— 48 —

BIBLIOGRAPHIE

ALDOR. — Archiv. für Dermat., 1893.

AUDRY. — Précis des maladies blennorrhagiques (Steinheil), 1893.

— Journal des mal. cut. et syph., août 1894.

— Sur la paroi de quelques abcès blenn. du pénis. Journal des mal. cut. et syph. Paris, 1902, XIV, 416-421.

BERNARDT (W.-F.). — Follicular and periur. abcess in the male Memphis M. Month. 1901 XXI 180-185.

BOCKHART. — Monatshefte f. prakt. und Dermat., 1887, T. VI, n° 19.

BOREL. — Des abcès blenhorrhagiques périuréthraux. Montpellier, 1880.

CHRISTIANI. — Revue médicale de la Suisse romande, 1891.

CRIPPA. — Centralblatt f. bakt. und Parasit. 1894, p. 654.

DIDAY. — Gazette hebdom. de méd. et de chir. 1860.

DUVERNEY. — Œuvres anat. Paris, 1706.

EHRMANN. — Wiener med. Presse. 1895.

— Wiener klin. Wochenschr. 1896.

FABRY. — Monatshefte f. prakt. und Dermat. 1891, n° 1.

FELEKI. — Die urethritis externa bei Männern. Gyogyaszat, 1892.

— Pathologie und therapie der Geschlechts und Harnorgane. 1894.

FICK. — Dermatol. Leitschr. 1902.

FINGER. — Kaiserl. Acad. der Wissenschaft. Vienne, 1884, V, 90.

— (Traduit par Hogge). Complications de la blenn. 1894.

FORGUE (E.). — Nouveau Montp. médical, n° 2, p. 200.

FORGUE ET RECLUS. — Traité de chirurgie. T. VII.

GEORGIADÈS. — Des fist. uréthropen. et particulièrement de celles qui succèdent à la blenn. Thèse 1889-90.

GUÉPIN. — Des glandes de l'urèthre.

GUÉRIN. — Monatshefte f. prakt. Dermat.

GUIARD. — Complic. loc. et génér. de la blenn. Paris, 1898.

GRIPPS. — Sur la présence des gonocoques dans la sécrétion des glandes uréthrales. Wiener med. Press. 24 juin 1894.

HALLOPEAU ET LEMIERRE. — Sur une folliculite gonococcique. Ann. de Derm. et syph. Paris, 1901.

HORVATH. — Arch. für Dermat. und syph., 1898.

JADASSOHN. — Deutsche med. Woch. 1890, n°s 25 et 26.

— Deutsche, med. Woch. 1894.

JANET. — Ann. des mal. des org. gén.-urinaires. Paris, 1901, XIX, 897-939.

JESIONECK. — Ann. der städtischen krankenhauser. Munich, 1895.

KÔLLIKER. — Ann. anzeiger. 1897, p. 7.

LAGNEAU. — Gaz. hebd. de méd. et de chir. 1862.

LANG. — Verhandl. der Wien. dermat. Gesellscht, 1892.

LANZ. — Arch. für Dermat. und syph., 1901.

LITTRE. — Hist. de l'Acad. royale des sciences, 1700, p. 30.

MOLINIÉ. — Midi médical, 1893.

OEDMANSON.— Deutsche med. Woch, 1894, dans l'article de Jadassohn.

— Neumanns-Festchriff, 1902.

PASCHKIS. — Archives 1902.

PELLIZARI. — Giorn. ital. del mal. ven. e della pelle. Juin 1890.

PERKOWSKY.— Blen. chron. d'un urèthre surnuméraire. XIIIe Congrès international de méd. 1900. Paris, 1901. Compte rendu, 379-380.

PEZZOLI.— Ueber paraurethritis gonorrhoïca. Beit z. Dermat. und syph. Festcher. Neumann Wien, 1900, 684-697.

POIRIER. — Traité d'an. humaine. V. 1901.

PONTOPIDAN. — Monatsh. für prakt. und Dermat. 1895.

REICHMANN. — Arch. für Dermat. und syph. 1899.

RONA (Peter). — Arch. für Dermat. und syph. 1892.

— — 1897.

RONA (Sam.). — Arch. für Dermat. und.syph. 1893, p. 149.

— Lehrbuch der Haut und Geschletskr.

SAPPEY. — Anatomie générale. 1894, p. 756.

SELLEI (J.). — Monatsh. für prakt. und Derm. 1903, n° 6.

STAUGIALE. — Riforma medica. Naples, 1897.

THIVRIER. — *In* thèse, 1898.

TOUTON. — Berliner klin. Woch. 1892.

— Lehrbuch der Haut und Geschl. 1893, p. 181.

— Metastases de la blenn. IV' Congrès de la soc. allem. de Dermatologie. Breslau, 1894. •

WOLF. — Lehrbuch der Haut und Geschl. 1893.

ZEISSL (M.-V.). — Lehrbuch der vener. Krank, 1902.

3 3/

www.ingramcontent.com/pod-product-compliance
Lightning Source LLC
Chambersburg PA
CBHW071328200326
41520CB00013B/2903